AF503886

TRAITEMENT

DU

CANCER DU SEIN

ET DES

MALADIES DE LA PEAU RÉPUTÉES CANCÉREUSES.

IMPRIMERIES DE PECQUEREAU ET Cie, RUE DE LA HARPE, 58.

OBSERVATIONS PRATIQUES

SUR LA GUÉRISON

SANS EMPLOI DE L'INSTRUMENT TRANCHANT

DES

AFFECTIONS SQUIRREUSES ET CANCÉREUSES AU SEIN

ET DES

ULCÈRES DE LA MATRICE

SUIVIES D'UN

Nouveau traitement des scrofules (vulgairement écrouelles, humeurs froides), des dartres et autres maladies de la peau prétendues incurables.

Ouvrage destiné aux familles et aux malades et contenant un grand nombre d'observations intéressantes.

PAR LE DOCTEUR RAMAUGÉ,

Médecin du bureau de bienfaisance du 5me arrondissement, membre de plusieurs sociétés scientifiques.

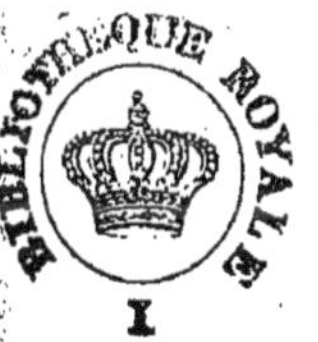

PARIS

CHEZ L'AUTEUR, visible de midi à 2 heures,

Rue du Faubourg-Saint-Martin, 164,

ET CHEZ LUCAS, LIBRAIRE-ÉDITEUR,

Rue de l'École-de-Médecine, 4.

—

1843

INTRODUCTION.

Le titre que j'ai donné au travail que je présente au public n'est pas une vaine expression; il le mérite, parce qu'il est entièrement déduit de la pratique et de l'observation. On ne trouvera dans cet ouvrage ni discussions théoriques, ni ces assertions sans autre fondement que des probabilités, qui composent l'histoire de certaines maladies.

Éclairé par douze années de persévérantes recherches, je fais connaître aujourd'hui les succès que j'ai obtenus, par une médication entièrement nouvelle, dans le traitement des affections squirreuses et cancéreuses, des scrofules (désignées dans le public sous les noms d'*écrouelles*, *humeurs froides*) et généralement des ulcères et maladies de la peau invétérées ou rebelles. L'état actuel des progrès de la science réclamait encore cette réforme; j'ai l'assurance de l'avoir trouvée et qu'elle répondra enfin aux besoins pressants des victimes de ces tristes maladies.

Je m'applaudis tous les jours d'avoir eu l'idée de publier ce livre et d'en destiner la lecture spécialement aux gens du monde. Pourquoi, en effet, les gens du monde, toujours si dominés par les préjugés quand il s'agit de leur santé, ne puiseraient-ils pas dans un ouvrage essentiellement pratique, écrit avec probité et conscience, des idées nettes, des notions justes et saines sur la maladie dont ils sont attaqués? Pourquoi ne pas chercher à détruire chez eux des opinions erronées et des pratiques dangereuses? En un mot, n'est-ce pas là une œuvre d'utilité et même de dévouement?

Je croirai avoir servi l'humanité si cet opuscule peut détourner des malades de suivre de mauvais traitements, presque toujours la cause directe de plusieurs maladies que je traite et que je parviens, mais souvent avec peine, à guérir.

J'avais pensé qu'il était avant tout de mon devoir de communiquer à mes confrères les préceptes à l'aide desquels j'obtiens des résultats si avantageux; mais des réflexions mieux entendues m'ont déterminé à différer encore de répondre à toutes les demandes qui me sont faites sur ce sujet. La routine, la jalousie, la vanité, l'amour-propre ont été plus d'une fois la cause qu'une découverte utile est restée sans fruit ou perdue pour son auteur. L'expériencc du monde m'a donc dicté la conduite que j'avais à suivre en cette circonstance.

Pour combattre le cancer en particulier, les arsenaux pharmaceutiques se sont jusqu'alors épuisés, sans que les moyens thérapeutiques fussent près d'atteindre le but tant désiré par les malheureuses victimes. On a mis à contribution une très-grande quantité de substances plus ou moins inertes, plus ou moins actives, plus ou moins nuisibles, plus ou moins redoutables : la digitale pourprée, la belladone, la calendula officinalis, le charbon animal, le fer, l'or, l'arsenic, l'iode, le mercure, le beurre d'antimoine, les acides concentrés, le nitrate d'argent, la créosote, la ciguë, les purgatifs, les sangsues, l'abstinence prolongée, la ligature, la cautérisation, la compression et l'ablation. Mais parmi ces médicaments et ces moyens, les uns à cause de leur nullité ou de leur insuffisance, les autres par la difficulté de borner leur action, les autres à cause de leur extrême fusibilité, les autres enfin vu la facilité de leur décomposition, ont été successivement abandonnés.

L'ablation de la tumeur cancéreuse par l'instrument tranchant a plus d'une fois été suivie de résultats heureux; mais l'opération n'est pas toujours praticable, et souvent la répugnance des malades est telle qu'ils préfèrent la mort à l'opération qui présente le plus de chances de réussite.

L'arsenic compte en sa faveur quelques cures ; néanmoins ses préparations ont été causes d'accidents très-fréquents, quelquefois mortels, résultats ou de l'absorption de l'arsenic ou de l'action locale de ce dangereux poison. Dans ces cas, il avait produit l'empoisonnement comme s'il eût été administré à l'intérieur. On accuse même l'arsenic de rendre progressive la marche de plusieurs ulcères qui, avant son application, auraient été stationnaires. Le temps n'est-il donc pas venu de renoncer entièrement à ce dangereux moyen de cautérisation?

Il y a quelques années, un médecin, M. Canquoin, imagina de faire une pâte caustique en faisant dissoudre une certaine quantité de chlorure de zinc dans un poids égal d'eau et en pétrissant cette dissolution avec de la farine, de manière à faire une véritable pâte. Il faut préalablement enlever la couche superficielle de la peau, à l'aide de la pommade ammoniacale, avant d'appliquer cette pâte qui doit être maintenue pendant un ou deux jours. Ce mode de cautérisation est fort lent et cause de si atroces douleurs que les malades les plus courageux ne peuvent souvent se résoudre à une seconde application, et souvent il y faut revenir plusieurs fois; aussi tous les médecins ont-ils renoncé à la méthode de traitement du docteur Canquoin, comme déterminant plus de douleurs que l'opération chirurgicale la plus grave.

Dès l'époque où cette pâte phagédénique fut présentée par le docteur Canquoin, comme anticarcinomateuse, j'en fis usage sur une dame de Clichy-la-Garenne, près Paris, qui m'était adressée par un médecin, le docteur Bellencontre. L'atrocité des douleurs qu'éprouva cette malheureuse femme ne peut s'imaginer; elle souffrit horriblement pendant tout le temps que dura l'application du remède du docteur Canquoin. Je voulus l'appliquer une seconde fois, mais la malade me déclara, de la manière la plus positive, qu'elle aimait mieux mourir que de consentir à une seconde application. Force me fut bien de recourir alors à un autre traitement. C'est dans ces circonstances que je fus conduit, par des succès progressifs et après de laborieuses recherches, à mettre en usage des moyens qui m'ont réussi dans tant d'autres cas par la suite.

Les succès qui ont été obtenus par le moyen que j'ai eu le bonheur de découvrir, l'ont déjà fait connaître d'un grand nombre de praticiens de la capitale. Plusieurs d'entre eux m'ont confié des malades dont la plupart avaient été considérés comme incurables, et une foule d'autres dont les douleurs n'avaient pu céder à tous les remèdes employés, et les uns et les autres ont été assez promptement débarrassés de leurs infirmités.

J'ai acquis l'entière certitude qu'à l'aide des moyens que je possède, je puis donner au squirre et aux engorgements scrofuleux la marche vers la résolution, aux ulcères scrofuleux la marche du phlegmon, et aux ulcères cancéreux les périodes des plaies simples; que j'imprime cette heureuse solution aux cancers graves, à ceux que les praticiens ne peuvent plus aborder, malgré toute leur habitude d'utiliser le bistouri et les caustiques. Une simple application médicamenteuse, entièrement nouvelle dans sa composition, quelquefois exempte de douleur, d'autres fois faisant éprouver, pendant quelques minutes, une ardeur analogue à celle du poivre sur la langue, un mode de pansement spécial et des moyens internes d'un usage des plus faciles, se trouvent combinés de manière à remédier à la fois à la diathèse générale et à l'affection locale, éléments dont la réunion compose les affections cancéreuses et scrofuleuses.

En ce qui concerne spécialement les affections squirreuses et cancéreuses, l'étude des faits qui nous ont passé sous les yeux nous démontre, d'une manière claire et positive, comment notre méthode a pu prévenir les récidives, et que si, après l'emploi des préparations arsénicales, de la pâte phagédénique du docteur Canquoin, et de l'instrument tranchant, la maladie se reproduit si souvent, on doit bien plutôt en accuser une thérapeutique insuffisante que la prédisposition du sujet.

N'est-ce pas avoir rendu un service à l'humanité que d'avoir trouvé le moyen d'épargner aux malades les angoisses d'une opération sanglante, en provoquant localement une inflammation éliminatrice, plus sûrement curative que l'opération chirurgicale la mieux pratiquée?

Je n'ai pas prétendu cependant nier l'existence des cas malheureux; je suis au contraire disposé à les reconnaître. Pas plus que les médecins de tous les climats, je n'ai la prétention de guérir tous les malades, surtout lorsque je ne suis appelé pour les secourir, que lorsqu'ils sont parvenus à l'état d'épuisement le plus avancé et quelquefois au terme de leur agonie ; encore a-t-on vu des malheureux pour lesquels tout espoir semblait perdu, qui étaient considérés comme n'ayant plus que quelques jours à respirer, survivre pendant des mois et même des années entières, me témoignant tous les jours le regret de ne pas avoir recouru à mes soins dès le début de leur maladie.

Nous pourrions invoquer ici le témoignage de plusieurs personnes ayant dépassé soixante ans, qui, depuis leur guérison, sont restées en relation avec nous et continuent à recevoir nos avis et nos soins. Toutes ne cessent de nous répéter qu'elles s'applaudissent d'avoir eu la pensée de venir réclamer nos conseils. Que celles qui nous liront encore se persuadent donc bien que l'âge ne doit point les arrêter, que s'il n'y a pas possibilité d'une cure radicale, du moins il y a toujours du soulagement à obtenir, et que les allégements aux douleurs, dans les maladies anciennes et chroniques qui ne vous laissent de repos ni jour ni nuit, ne sont cependant pas des temps d'arrêt à dédaigner.

J'éviterai autant que possible, dans cet opuscule, un langage trop scientifique; les malades et le public auxquels je le destine n'ont besoin que d'être rassurés et les familles consolées.

Je ne chercherai point à donner une stricte définition des maladies composant la spécialité dont je m'occupe; je dois dire cependant que toute affection cancéreuse reconnaît pour cause deux éléments :

1° Un vice d'assimilation ;

2° Un tissu ou un organe qui reçoit des liquides anormaux, germe de sa destruction.

C'est en remédiant à cette double origine cancéreuse, par un traitement à la fois général et local et dont la combinaison est dans une exacte harmonie, que nous voyons survenir bientôt des phénomènes qui conduisent à une guérison qu'il faut bien nommer radicale, puisqu'elle est exempte de récidives.

Rien de plus prompt que nos succès thérapeutiques dans ces affections commençantes; mais il n'est pas de même promptement facile d'obtenir du calme, lorsque l'habitude des cachexies semble avoir détruit toute régularité dans les fonctions de l'organisme.

Ce sont précisément ces circonstances graves qu'Hippocrate a signalées comme s'il eût voulu borner l'empire de la marche des siècles à celle de son expérience.

Bacon a manifesté son sentiment sur

le même sujet avec un esprit plus pénétrant. Mesurant d'un œil juste la marche irrévocable du temps, la tendance naturelle de la masse des découvertes à s'épurer par leur simple rapprochement, la puissance d'un faible rayon de lumière pour embrâser quelquefois un espace scientifique immense, il s'est écrié avec courage : *Le temps est le plus grand des innovateurs, pourquoi donc ne pas imiter le temps* (1).

Quant aux moyens préconisés pour combattre les dartres invétérées ou rebelles, on sait que presque tous les médecins, suivant les traces de leurs devanciers pour combattre ces affections, emploient des médicaments qui tous ont plus ou moins

(1) Novator maximus tempus, quidni igitur tempus imitemur? (Francisci Baconi opera omnia, de Aug. scient., lib. VI, art. XL.

la propriété d'arrêter l'action expulsive de la nature, c'est-à-dire de répercuter ou faire rentrer. Nous avons pu suivre les traitements et les cures que l'on prétendait faire par ces moyens ; nous pouvons dire, comme beaucoup d'autres qui l'ont observé, qu'il y en avait peu qui satisfissent les malades et les médecins eux-mêmes; ces cures étaient imparfaites, et quelques mois après la maladie reparaissait au même endroit ou ailleurs, souvent avec plus d'intensité, si toutefois même cette médication répercussive n'avait pas donné lieu à une affection organique interne.

Il nous a donc fallu abandonner tous ces anciens procédés qui n'avaient rien de positif, rien de rationel ni de méthodique; il nous a fallu sortir enfin de l'ornière où nous retenait, depuis longtemps, une coutume routinière qui doit être abandonnée à un éternel oubli.

Je le répète, je ne me suis point attaché à décrire minutieusement les causes, les symptômes, le diagnostic, etc., des maladies qui font le sujet de cet écrit; ce n'est pas leur description qui peut intéresser les malades, mais bien plutôt leur traitement et leur guérison. En quoi serais-je utile, en ce qui concerne les cancéreux, par exemple, si je donnais à ces malades l'entière certitude d'être affligés d'un mal dont l'idée seule a été, jusqu'à ce jour, la plus grande affliction et la terreur la plus vive? Qu'il me suffise de dire que les guérisons données comme exemples dans cette notice sont fondées sur une méthode rigoureuse, mais facile à reproduire; je ne suis redevable d'aucune autre déclaration.

Quant au monde médical, il pourra blâmer le mystère dont j'ai enveloppé les moyens curatifs que je mets en usage; mais plus tard, je l'espère, la science accueillera ma conduite avec des formes bien différentes. En attendant, disons qu'une sage circonspection nous a semblé pouvoir seule préserver notre traitement si efficace du cancer du sein et de la matrice, des scrofules et des maladies de la peau invétérées, de la défaveur que la marche actuelle de la pratique médicale aurait pu lui jeter dès sa naissance. Nous devions d'abord l'accréditer par de nombreux succès, afin que, munis de cette sauvegarde, il nous fût possible plus tard de le divulguer, pour nous attirer l'opinion universelle.

PREMIÈRE PARTIE.

TRAITEMENT DES AFFECTIONS CANCÉREUSES.

CHAPITRE Ier.

Squirre et cancer du sein.

Bien qu'à peu près exclusives à la femme, les affections cancéreuses du sein sont, de toutes les maladies du même genre, celles que l'on rencontre le plus communément dans la pratique. Les squirres et cancers mammaires se développent le plus souvent vers l'âge de quarante à cinquante ans, lors de la cessation de la périodicité menstruelle.

Ils débutent d'ordinaire par une ou plusieurs tumeurs arrondies, à surface lisse, roulantes sous le doigt, de couleur violacée, qui quelquefois augmentent en nombre et en volume, et se confondent peu à peu en se rapprochant. Plus tard, des élancements s'y font sentir et privent souvent les malades de sommeil.

A la suite d'un coup, d'un froissement rude ou de toute autre violence analogue, et quelquefois sans cause extérieure appréciable, l'engorgement se forme, ou, s'il existe déjà, s'accroît, s'approprie en rayonnant les parties voisines, et envahit graduellement la glande mammaire. Les élancements dont la tumeur est le siége augmentent; celle-ci se ramollit, s'ulcère, et à mesure que se développe la disposition cancéreuse de l'économie, les malades perdent ces vives couleurs qui sont le signe caractéristique d'une bonne santé.

Le traitement du cancer du sein subit des

modifications plus ou moins remarquables, selon les idées différentes que l'on se forma, aux diverses époques de la science, sur la nature de cette maladie.

En effet, comme l'a très-bien remarqué Bichat, chaque système médical reflue, pour ainsi dire, sur le mode de traitement et lui imprime en quelque sorte son cachet. Faut-il citer des faits qui, pour le cancer du sein, prouvent la vérité de la remarque de Bichat? Eh bien, lorsque, dans son enfance, la médecine, par la plus grossière des erreurs, considéra le cancer comme une sorte d'animal vorace, la thérapeutique, s'accommodant servilement à cette absurde idée, proposa d'appliquer des tranches de viande sur le cancer, et d'assouvir ainsi la faim du *vautour cancéreux;* conséquence bien digne du principe dont elle dérivait! Lorsque, au contraire, dans ces derniers temps, le chef d'une école célèbre a cru pouvoir rallier le cancer aux inflammations, quelques partisans de cette manière de voir se sont empressés de lui opposer le traitement des saignées répétées et des sangsues; mais ce traitement n'a pas répondu à tout le succès que ses partisans en avaient espéré.

Avant de faire connaître quelques cas de guérison de cancer, je crois convenable de donner ici l'exposé, quant aux affections cancéreuses du sein, des résultats pratiques obtenus par ma nouvelle méthode de traitement :

1° Toute tumeur cancéreuse du sein, soumise au traitement efficace, perd, dès les premiers jours, les caractères de sa nature et passe à l'état phlegmoneux;

2° Si l'intumescence existe avec l'intégrité de la peau, elle affecte la voie de la résolution, et jamais, pour ainsi dire, elle ne se termine par abcès;

3° Toutes les fois que l'intumescence est compliquée d'un ulcère, la tumeur se résout, et la surface ulcérée, insusceptible de cicatrice, passe à l'état d'escharre, s'élimine par autant d'efforts successifs que le nombre de plans de tissus dont la partie malade est formée, jusqu'à ce que l'élimination arrive au tissu que le traitement a ramené à l'état sain, et que la cicatrice puisse s'opérer.

Les guérisons du cancer du sein, sont quelquefois longues à obtenir, car les moindres causes telles que les perturbations électriques de l'atmosphère, l'action des fluides impondérables, les moindres écarts dans le régime ou dans le traitement, arrêtent pour quelque temps la marche vers la guérison.

Avant d'aller plus loin, je dois aussi faire observer que je pourrais citer, si la discrétion ne me le défendait, les noms et les adresses d'un grand nombre de mes clientes qui sont guéries aujourd'hui; mais que je ne livre à la presse que les observations que je suis autorisé à faire connaître par les personnes qui en font le sujet, et dans le mode que je jugerai le plus convenable.

OBSERVATION I.

Tumeur squirreuse au sein. Guérison radicale après six mois du traitement méthodique.

Madame Richard, demeurant rue du Faubourg-du-Roule, n° 24, âgée de vingt-sept ans, et mariée depuis quatre ans, d'une constitution nervoso-lymphatique, accoucha, vers la fin de l'année 1834, d'un premier enfant qu'elle allaita pendant treize mois, jouissant d'une excellente santé.

Après que l'enfant fut sevré, ses seins continuèrent encore à sécréter du lait en assez grande quantité, pendant près d'une année. Trois mois après la cessation complète de cette sécrétion, madame Richard s'aperçut qu'une petite tumeur dure s'était développée au sein gauche; mais comme elle n'y ressentait alors aucune douleur, elle y fit peu d'attention.

Quatre mois s'écoulèrent dans cet état sans que la malade s'occupât de son mal qui, cependant, avait fait de grands progrès.

Au mois de septembre 1836, six à sept mois après la suppression de la sécrétion laiteuse, la tumeur avait déjà acquis beaucoup de volume; des douleurs lancinantes se faisaient sentir dans tout le sein.

Madame Richard se décida, seulement alors, à consulter un médecin, le docteur Piorry, qui ne vit d'abord dans cette affection qu'un simple engorgement chronique. Il recommanda pour tout traitement une application de quinze sangsues sur la tumeur, sur la portion de peau encore saine, et immédiatement après, un cataplasme émollient. Cette application de sangsues fut répétée quatre fois dans l'espace d'un mois. Loin de s'améliorer sous l'influence de cette médication, le mal fit de nouveaux progrès.

Madame Richard, alarmée par la marche de la tumeur, alla consulter un chirurgien d'un grand mérite, M. le baron Dubois, qui, après un examen scrupuleux, déclara au mari de la malade que son affection était un véritable squirre, et qu'elle serait inévitablement forcée de se faire opérer.

Effrayée par l'idée d'une opération sanglante, madame Richard, à laquelle je fus alors indiqué comme m'occupant spécialement du traitement des affections cancéreuses, vint me consulter au mois d'octobre 1837.

Après avoir examiné attentivement la tumeur, je rassurai un peu la malade, et sans lui donner tout d'abord des espérances trop positives, je lui laissai entrevoir néanmoins que je comptais pouvoir obtenir sa guérison sans avoir recours à une opération. Ces paroles calmèrent déjà ses inquiétudes.

La tumeur, qui occupait la moitié externe du sein, avait le volume du poing; elle était immobile, dure et tuberculée; la peau qui couvrait la moitié de sa surface était d'un rouge ardoisé, comme désorganisée et veinée dans toutes les directions; son centre présentait un point fluctuant très-circonscrit qui semblait n'intéresser qu'un des globules qui faisaient saillie à l'extérieur. Enfin des douleurs lancinantes s'y faisaient vivement sentir depuis quelque temps.

Notre mode de traitement est mis en usage.

Le lendemain, le petit foyer dont je viens de faire mention s'ouvrit spontanément et donna issue à une certaine quantité de pus ichoreux. Pendant tout le traitement, la malade observa un régime tenu et prit une boisson appropriée à son état.

Sous l'influence de notre mode de traitement, nous avons vu disparaître successivement les douleurs aiguës, lancinantes, dont la malade était tourmentée, et le volume considérable de la tumeur.

Dans les premiers jours de décembre, le petit ulcère sur lequel de la charpie médicamenteuse avait été constamment appliquée, était cicatrisé ; la glande du sein, réduite à son volume naturel, ne conservait qu'une médiocre dureté.

A cette époque nous prescrivons des frictions appropriées sur la tumeur, et conjointement le traitement interne ; quoique plus lents dans ce cas que dans plusieurs autres, les bons effets de cette médication étaient incontestables.

Dans les premiers jours de janvier 1838, on fit subir au traitement quelques modifications secondaires.

Dans le mois de février, la guérison de madame Richard était très-avancée ; la glande mammaire paraissait cependant avoir encore un peu plus de volume et de dureté que dans l'état naturel.

A dater de cette époque on pouvait néanmoins considérer cette dame comme guérie.

Quoiqu'il en soit, je lui conseillai de mettre en pratique différents moyens internes et externes; ce qu'elle fit pendant trois mois. Plus tard, un emplâtre fondant fut appliqué sur la partie du sein qui conservait encore de la dureté. Cette jeune dame est aujourd'hui (novembre 1838) parfaitement bien; on ne sent plus de glandes engorgées, et la glande mammaire qui a été le siége du mal, diffère à peine de celle du côté opposé.

OBSERVATION II.

Cancer du sein durant depuis dix-huit mois. Guérison radicale après six semaines de traitement.

Madame Roux, demeurant rue des Martyrs, nº 28, me fut adressée, le 7 mars 1838, pour être guérie de tumeurs qu'elle portait au sein gauche. Cette dame me raconta que depuis dix-huit mois elle s'était aperçue du développement d'une petite tumeur au devant de la poitrine. Cette tumeur avait d'abord été unique; mais il s'en était bientôt développé une seconde, d'un volume un peu moindre. La tumeur principale avait quinze lignes de longueur sur un pouce de largeur; son épaisseur était de cinq ou six lignes; elle était peu mobile. La seconde avait à peu près le volume d'une petite noisette; cette dernière était mobile.

Comme madame Roux était fort maigre et que la glande mammaire était presque nulle des deux côtés, ces tumeurs étaient toutes deux fort superficielles.

Sur la principale, la peau était violacée et ulcérée; une croûte noire couvrait la plaie, et, de temps en temps, il s'en écoulait un liquide roussâtre peu fétide. Les veines environnantes étaient variqueuses. Il y avait eu pendant longtemps peu de douleur, et ce n'était que depuis peu que des douleurs lancinantes s'y faisaient sentir. Le teint était assez bon.

J'employai immédiatement ma nouvelle méthode de traitement.

1° Application médicamenteuse qui dura cinquante minutes. La malade sentit une vive cuisson dix minutes après l'application de notre topique anti-cancéreux ; dès ce moment, cette cuisson alla en diminuant et fut assez peu sensible au bout d'une demi-heure, pour que la malade rit et plaisantât pendant tout le reste du temps.

2° Médication interne appropriée ; soins secondaires. Nous n'eûmes plus alors qu'à traiter une plaie mise dans les conditions les plus avantageuses pour la cicatrisation. On la recouvrit de coton cardé enduit d'une pommade composée d'après notre formule, et au bout de six semaines seulement la cicatrisation était achevée.

Plusieurs confrères, entre autres MM. les

docteurs Élie, Bellencontre, Junod, Martin, Michu et Tasset, ont été témoins de cette guérison remarquable.

OBSERVATION III.

Cancer ulcéré du sein droit. Guérison radicale après deux mois de traitement.

Madame Noël, demeurant rue du Vingt-Neuf-Juillet, n° 6, âgée de quarante-un ans, portait dans le sein du côté droit une tumeur de nature cancéreuse qui s'était développée avec une extrême rapidité. La peau commençait à s'ulcérer ; quelques ganglions de l'aisselle commençaient à se gonfler. Le docteur Duchenaye, médecin de la malade, ne put, malgré ses instances réitérées auprès d'elle, la décider à l'opération chirurgicale. Madame Noël, effrayée, alla consulter un autre médecin, le docteur Tasset qui, ayant déjà été témoin de nos succès dans plusieurs affections de cette nature, nous adressa sa malade au mois de décembre 1838.

Depuis trois mois la peau était ulcérée en plusieurs points, maintenant aussi ; on sentait plusieurs tumeurs dures et comme réunies en chapelet. La promptitude avec laquelle s'était développée la première tumeur cancéreuse nous faisait porter un assez fâcheux pronostic. En outre, le sein était d'une sensibilité extrême, et faisait éprouver, nuit et jour, à la malade, des douleurs lancinantes qui, depuis quelque temps, la privaient des douceurs du sommeil ; madame Noël n'avait plus d'appétit et était d'une maigreur extrême.

Néanmoins nous entreprîmes sa guérison. Nous comptions sur l'inflammation éliminatrice que déterminerait notre mode de traitement, et sur la puissante modification qu'il imprimerait à la vitalité des tissus.

Le premier jour que notre traitement fut mis en usage, madame Noël éprouva une cuisson assez vive dont cependant elle se plaignit à peine. Conjointement aux moyens internes appropriés, la plaie fut pansée avec du coton recouvert de la pommade composée d'après notre prescription. Cette plaie suppura bien et marcha vers une guérison rapide. Le docteur Tasset et moi nous allâmes voir souvent la malade. Le traitement fut suivi avec soin et exactitude, et après deux mois environ la plaie du sein était entièrement cicatrisée.

OBSERVATION IV.

Deux engorgements des seins, dont l'un existant depuis sept années et contre lequel plusieurs chirurgiens avaient proposé l'opération par l'instrument tranchant. Guérison datant de deux années.

Madame S..., rue Coquenard, n° 19, âgée de quarante-huit ans, ayant toujours été bien portante, encore menstruée, portait depuis sept années, au sein droit, un engorgement mammaire très-dur, douloureux, et présentant le volume du poing. Celui du sein gauche, bien moins volumineux, datait de quelques mois seulement. La malade attribuait le développement de ces deux tumeurs à des contusions reçues sur les seins. Les douleurs, en augmentant graduellement d'intensité, déterminèrent bientôt un engorgement remarquable de la glande mammaire du côté droit, qui, ainsi que je viens de le dire, avait acquis, en quelques années, le volume du poing qu'elle présentait au moment où madame S... fut amenée chez moi pour me consulter, par une dame de ses amies que j'avais traitée quelques années auparavant pour un engorgement utérin.

La malade qui fait le sujet de cette observation s'inquiétait beaucoup sur sa position, surtout depuis que plusieurs chirurgiens consultés soit à Rouen, soit à Paris, l'avaient jugée assez grave pour proposer l'ablation des deux mamelles par l'instrument tranchant.

Dans cette circonstance, j'eus recours à ma

méthode résolutive, combinée à un traitement interne. . . . .

Trois mois me suffirent pour débarrasser complètement cette dame d'une affection qui, en fort peu de temps, n'aurait pas manqué de devenir fort grave.

OBSERVATION V.

Cancer ulcéré du sein gauche. Guérison datant de deux années.

Madame Dar..., demeurant au Pecq, hôtel des bateaux à vapeur, âgée de cinquante-sept ans, tempérament nervoso-sanguin, ne comptant point dans sa famille de personnes atteintes de cancer, ayant jusqu'alors joui d'une bonne santé, vint me consulter, le 8 juin 1840, pour un énorme cancer ulcéré qui avait déjà détruit une grande partie de la mamelle du côté gauche; cet ulcère, dur, anfractueux, saignant et à bords renversés, sécrétait un pus abondant et très-fétide.

Pendant plusieurs années, madame D... avait reçu successivement les soins de MM. Samson et Marjolin, qui, tous deux, lui avaient conseillé l'amputation du sein; mais madame D... ne pouvant s'y résoudre, me fut adressée par son dernier médecin, vu la persistance de son refus de se faire opérer par l'instrument tranchant.

J'employai immédiatement ma méthode de traitement; quatre applications successives de mes nouveaux moyens curatifs furent nécessaires pour détruire toute la masse dégénérée et modifier les parties sous-jacentes; au bout de trois mois, la cicatrisation était complète. La malade, pendant tout le temps de mon traitement, a pu vaquer à ses affaires du dehors.

L'état de madame D... qui avait beaucoup souffert par le fait de la maladie et de l'inquiétude qu'elle en avait conçue, s'est très-bien rétabli, et depuis deux ans que le traitetement est terminé, elle conserve une santé parfaite.

OBSERVATION VI.

Tumeur squirreuse du sein. Guérison en deux mois et demi de traitement et datant de trois années.

Madame L...., demeurant à Fontainebleau, rue de France, n° 6, âgée de quarante-cinq ans, tempérament lymphatico-sanguin, toujours bien réglée, vint me consulter au mois de mars 1839 pour une tumeur de la glande mammaire du côté droit. Cette tumeur était dure, adhérente et le siége d'élancements fréquents et douloureux, et menaçait, par le développement qu'elle avait acquis depuis quelques mois, de faire de rapides progrès. La malade l'attribuait à une contusion datant seulement d'un an.

Cette tumeur, du volume d'un gros œuf de poule, offrait à l'extérieur une surface bleuâtre, dure et bosselée. Tout le sein était dur et douloureux; pas d'ulcération.

J'appliquai mes moyens locaux combinés au traitement interne approprié.

Le traitement fut très-bien supporté, sans la moindre plainte de la part de la malade. La résolution s'opéra graduellement, et après deux mois et demi de soins convenablement dirigés, la malade ne présentait plus la moindre trace d'une affection qui aurait réclamé l'opération par l'instrument tranchant.

OBSERVATION VII.

Tumeur cancéreuse ulcérée au sein droit; teint cachectique de la malade. Guérison après deux mois et demi de traitement, datant de dix-huit mois.

Madame de M....., rue des Juifs, n° 11, au Marais, âgée de quarante-trois ans, tempérament sanguin, ayant jusqu'alors joui d'une bonne santé, remarqua, il y a quatre ans environ, qu'elle portait au sein du côté droit une petite tumeur dure, sensible au toucher, de consistence squirreuse, qui s'accrut pendant deux ans. A cette époque il se manifesta, au côté externe du sein, deux points d'ulcération, et en même temps des élancements fort douloureux dans toute la région mammaire. Le teint cachectique de la malade indiquait clairement que toute l'économie était profondément altérée. Madame de M... avait d'abord suivi divers traitements qui n'avaient en aucune façon arrêté les progrès de la maladie. Elle alla consulter M. Blandin, qui ne vit d'autre moyen d'obtenir sa guérison que dans une opération par l'instrument tranchant. Madame de M..., n'ayant point voulu s'y soumettre, vint réclamer mes soins au mois de novembre 1840. Le cas était très-grave. Malgré ces difficultés, j'entrepris sa guérison, comptant sur la puissante modification imprimée aux tissus par l'ensemble des moyens curatifs que je mets en usage. L'intumescence du sein se dissipa peu à peu, et les surfaces ulcérées, passant à l'état d'eschares, s'éliminèrent et firent place à deux plaies vermeilles et de très-bonne nature, sur lesquelles la cicatrisation s'opéra rapidement et fut terminée, au bout de deux mois et demi, à la grande satisfaction de la malade. Pendant quelque temps encore, je fis continuer l'usage de ma médication interne à titre de moyen dérivatif. Depuis bientôt deux ans, la santé de madame de M... est devenue excellente, toute douleur a disparu, de même que le teint cachectique de toute l'habitude du corps. La cicatrisation du sein est toujours dans le meilleur état.

DEUXIÈME PARTIE.

MALADIES DES PARTIES EXTERNES DE LA GÉNÉRATION.

-o◎o-

CHAPITRE II.

Le conduit vulvo-utérin participant jusqu'à un certain point de la structure de la matrice, est aussi sujet à quelques affections de même nature; des lésions vitales ou organiques peuvent se montrer ici, avec toutes les formes qu'on leur connaît, aux membranes muqueuses : telles sont des hémorrhagies, des flueurs blanches, effet ordinaire d'une inflammation chronique souvent accompagnée d'un relâchement des parties, des inflammations simples, ulcéreuses, souvent syphilitiques, des excroissances vénériennes, des polypes, des granulations cancéreuses, etc.

Ces affections ont généralement pour caractère une démangeaison, des douleurs insolites accompagnées d'insomnie, de troubles dans les fonctions, d'une affection morale profonde.

Ces symptômes disparaissent promptement sous l'influence du traitement efficace que j'ai l'habitude de prescrire. Je vais en citer quelques exemples.

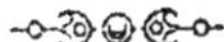

CHAPITRE III.

Maladies du vagin.

OBSERVATION VIII.

Excroissances et dégénérescences à la membrane muqueuse du vagin; flueurs blanches abondantes; sensibilité externe. Guérison radicale le quarantième jour.

Mademoiselle M..., quai Napoléon, n° 23, âgée de vingt-huit ans, née et élevée en province, vint habiter à Paris, il y a environ neuf ans. Quoique vivant, depuis ce temps, en femme mariée, mademoiselle M... n'eut jamais d'enfants ni d'affection vénérienne. Mais depuis environ quatre ans il lui était survenu des flueurs blanches; cet écoulement avait successivement augmenté ; la menstruation avait diminué en proportion de l'accroissement des flueurs blanches. Depuis deux années au moins les rapports sexuels étaient constamment accompagnés ou suivis d'une perte de sang assez abondante.

Ces rapports n'étaient devenus douloureux que depuis huit ou neuf mois.

Désolée du peu de succès obtenu par les traitements quelle avait déjà suivis chez elle, mademoiselle M... se décida à entrer à la maison royale de santé, faubourg Saint-Denis, au commencement de l'année 1839.

C'est là que je la vis pour la première fois. Jamais elle n'avait eu beaucoup d'embonpoint, me dit-elle; néanmoins elle s'apercevait qu'elle maigrissait depuis un an. Ses cheveux étaient châtains, ses yeux bleus, son teint d'un jaune paille.

L'examen des parties génitales fit reconnaître, sur la paroi postérieure du vagin, une surface granulée, donnant du sang par la compression; le col de la matrice était lisse et de volume naturel.

Le chirurgien de la maison de santé lui donna l'assurance de la guérir promptement par l'excision des granulations à l'aide des ciseaux et du bistouri, et la cautérisation immédiate des parties. La malade ne voulut point se soumettre à ce mode d'opération. Considérant sa frayeur, je lui fis l'offre de la guérir sans l'emploi de l'instrument tranchant. Mademoiselle M... sortit de la maison de santé le troisième jour de son entrée, et revint s'établir chez elle où j'allai lui donner mes soins.

Chaque indication fut remplie par des moyens appropriés.

1° Bols pour agir sur le système nerveux en diminuant la sensibilité, et en produisant un état de calme qui porte au sommeil.

2° Boissons convenables à l'état des fonctions de la malade.

3° Pansement approprié au canal vaginal avec des mèches de charpie imbibées d'une solution médicamenteuse. Ces mèches sont fixées à un fil pour rendre leur extraction exacte.

4° Dans l'intervalle des pansements, application médicamenteuse.

Dès le huitième jour de cette méthode curative, l'état de mademoiselle M... est amélioré. De jour en jour les granulations diminuent de volume; le vingtième jour la douleur et les hémorrhagies n'ont plus lieu par la compression; le vingt-huitième jour toute espèce de douleur a cessé; la membrane muqueuse vaginale présente une belle teinte rosée ; après cinq semaines de traitement les flueurs blanches ont presque entièrement disparu ; la malade cesse de réclamer mes soins.

J'ai rencontré mademoiselle M... au mois de mai 1841 ; elle jouissait d'une bonne santé. Le teint jaune paille avait disparu ; toutes ses fonctions avaient repris leur caractère naturel : les vœux de mademoiselle M... étaient complètement satisfaits.

OBSERVATION IX.

Rougeur érysipélateuse de la membrane muqueuse vaginale, sensibilité extrême. Guérison radicale le neuvième jour.

Madame X..., rue d'Alger, n° 3, âgée de vingt-six ans, ne donne sur la santé de ses parents que des renseignements sans intérêt médical ; bien portante durant son enfance, réglée à l'âge de quatorze ans, ce flux sanguin n'a jamais cessé de présenter tous les caractères d'une fonction naturelle, c'est-à-dire qu'il s'opérait sans faire éprouver aucune incommodité.

A l'âge de dix-neuf ans, et après seize mois d'une union amoureuse, elle cherchait encore dans les rapprochements des sexes la volupté qu'elle croyait en être toujours inséparable. Au lieu de cette douce convulsion, de cet anéantissement passager de toutes nos facultés, qui nous font éprouver les délices d'une autre existence, surviennent tout à coup une cuisson vive, suivie d'ardeur, de sensation de brûlure; des traces de flueurs blanches se déclarent ensuite; il s'y joint une affection morale dont elle ne peut se délivrer. Cet état reste permanent, les règles se maintiennent régulières.

Consulté pour remédier à un état si déplorable, l'examen de la malade me donne le résultat suivant : la muqueuse vaginale est d'un rouge érysipélateux, jaunâtre; la sensibilité de cette membrane rend l'introduction du doigt difficile, l'entrée du vagin étant contractée par une sorte de raideur tétanique; le plus léger mouvement du doigt dans le vagin augmente la douleur habituelle et lui donne une intensité qui va jusqu'à faire jeter les hauts cris à la malade. A cette douleur extrême se joignent subitement des maux de reins qui s'étendent vers la région antérieure des cuisses, se propagent aux jambes, aux pieds, en provoquant un mouvement de contraction et de raccourcissement des extrémités inférieures qui rend la marche très-pénible. Ces mêmes accidents se déclarent lors de la réunion sexuelle; enfin les efforts qui accompagnent l'expulsion des urines et des selles suffisent pour renouveler ces sortes d'attaques nerveuses, avec des douleurs relatives aux organes mis en action. Ainsi, pendant l'expulsion des matières fécales, une pesanteur des plus incommodes se fait sentir sur le fondement; les urines sortent goutte à goutte et font éprouver une ardeur très-vive en parcourant le canal de l'urètre dont la couleur ne présente aucune altération.

C'est dans cet état, et après avoir reçu, antérieurement aux miens, les soins du docteur Piétri, chirurgien aide-major de la garde municipale, que madame Clarke se présente dans mon cabinet.

Chaque indication est remplie avec des moyens appropriés. Ainsi :

1° Pilules pour remédier à la nature de l'état nerveux qui existe et qui altère les fonctions de plusieurs organes ;

2° Boissons appropriées pour remplir le même but ;

3° Pansement approprié au canal vaginal avec des mèches de charpie imbibées d'une solution médicamenteuse. Ces mèches sont fixées à un fil pour rendre leur extraction exacte.

4° Enfin, frictions sur toute l'étendue du siége de la douleur nerveuse.

Après chaque pansement, le calme est si prononcé que la malade désirerait qu'ils fussent très-multipliés. Dès le huitième jour, tous les accidents diminuent; le quinzième jour, toute espèce de douleur a cessé, et huit jours après, la malade cesse de réclamer mes secours. J'ai rencontré cette malade trois ans après; elle n'avait éprouvé aucune espèce de rechute et jouissait d'une bonne santé. Toutes ses fonctions avaient repris leur caractère naturel; ses vœux étaient accomplis.

OBSERVATION IX.

Tumeur au col de la matrice, flueurs blanches abondantes, sensibilité, douleurs de l'orifice du vagin; pertes au lieu de règles, état valétudinaire. Guérison radicale le trente-cinquième jour.

Madame B..., rue du Faubourg-du-Roule, n° 24, âgée de vingt-six ans; cette dame, mariée à dix-huit ans, devint enceinte six mois après, et eut une fausse couche au deuxième mois de la gestation; trois mois après, seconde grossesse et nouvelle fausse couche au quatrième mois de la conception. A l'âge de vingt ans, troisième grossesse, accouchement à terme d'un garçon qui existe bien portant. A vingt-trois ans, quatrième grossesse, très-pénible, accouchement au septième mois; mort de l'enfant à l'âge de dix mois. — Depuis l'époque de ce dernier accouchement, la santé de madame B... est restée dérangée; elle éprouve des douleurs continuelles dans la région du bas-ventre; toute espèce de mouvement devient pénible; parfois surviennent des douleurs à l'épigastre, des vomissements, sueurs froides, menaces d'évanouissement; frayeur par la cause la plus légère suivie de maux de tête opiniâtres; des pertes irrégulières remplacent les règles; elles sont suivies de flueurs blanches abondantes, de sorte que la malade éprouve une perte continuelle, ou sanguine ou séreuse. A mon arrivée auprès d'elle, je constatai les circonstances suivantes : la figure exprime la souffrance, une aréole jaunâtre cerne les yeux, se reproduit au pourtour des narines et des lèvres; maux d'estomac fréquents, digestions pénibles, flueurs blanches augmentées dans leur abondance huit jours avant l'apparition des règles, alors elles deviennent jaunâtres; après les règles, elles reprennent leur aspect laiteux habituel. — Les maux de tête existent toujours; les maux d'estomac se sont aggravés. La malade est alors sujette à des faiblesses instantanées mais fréquentes, suivies d'une torpeur générale; elle éprouve des pesanteurs qui, de l'utérus, se dirigent vers l'orifice de la vulve, des maux de reins qui se fixent à la moitié postérieure du cercle pelvien. L'entrée du vagin, très-sensible, est contractée par une sorte de raideur tétanique. Dès que le doigt indicateur a franchi cette sorte de serrement spasmodique, il trouve ce canal à l'état naturel ; mais parvenu au col de l'utérus, une nouvelle sensibilité des plus vives se fait sentir au plus léger attouchement. Cette portion de l'organe utérin est engorgée dans sa lèvre antérieure, son centre contient une dureté squirreuse d'environ quatre lignes de diamètre.

En résumant cette observation on trouve :

Parvenu à l'époque de ses fonctions, l'utérus montre sa débilité relative par des fausses couches qui épuisent la malade ; enfin le système de l'innervation et de la vie finit par être profondément affecté avec l'organe qui, jusqu'alors, avait le plus souffert, c'est-à-dire l'utérus.

Les indications principales se réduisaient donc à rétablir les fonctions du système nerveux et à remédier en même temps aux flueurs blanches ; les autres symptômes devenaient des indications secondaires. Ainsi :

1° Nervins appropriés, combinés de manière à remédier en même temps au désordre du système nerveux et à la teinte ictérique;

2° Boissons appropriées à cet état;

3° Frictions remplissant les mêmes indications;

4° Pansement vaginal dirigé de manière à remplir la triple indication des flueurs blanches, de la raideur spasmodique de l'orifice externe du vagin, et de la tumeur de la lèvre antérieure du col de la matrice;

5° Cataplasmes sur le pubis pour diminuer la faiblesse relative à l'organe utérin.

Dès les premiers jours de cette méthode curative, la malade éprouve un calme très-rassurant.

Le huitième jour, mieux très-prononcé; les flueurs blanches diminuent avec la sensibilité vagino-utérine.

Le vingtième jour, la convalescence se déclare; il ne reste de tous les symptômes que la douleur formant une demi-ceinture dans le demi-cercle postérieur du bassin.

Le trente-cinquième jour, et dans le mois de juillet, la malade part pour la campagne, délivrée de tous ses maux.

Deux mois après, cette dame m'écrivait : « Ma santé, grâce à vos bons soins, est par- « faite. Soyez persuadé, Monsieur, que la « reconnaissance que je vous conserve se pré- « sente à mon souvenir dans tous les instants « de ma vie. »

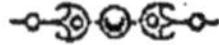

CHAPITRE IV.

Maladies du col et du corps de la matrice.

Les premiers degrés de ces affections passent souvent inaperçus de la malade elle-même qui se souvient à peine des incommodités qu'elle avait depuis longtemps ressenties, lorsqu'on découvre des désordres déjà fort étendus.

Dans le premier degré, quelques dérangements dans les époques de la menstruation, une augmentation passagère dans la quantité de sang excrété, un écoulement leuchorréïque, blanc ou jaunâtre, soit permanent, soit restreint aux approches et aux suites immédiates de l'époque menstruelle, devenant momentanément coloré en rouge après l'exécution des actes conjugaux; un sentiment de pesanteur dans le bas-ventre, de pression sur le fondement, des douleurs dans les cuisses, une sensibilité désagréable, parfois même de petits élancements, état de choses réveillé par les secousses physiques ou morales; les digestions sont troublées, le teint est devenu pâle ou de couleur jaune paille; une mélancolie profonde s'empare quelquefois des malades; des accès d'hystérie ont lieu; les douleurs lancinantes augmentent peu à peu d'intensité.

Ces accidents cèdent au traitement efficace que nous avons souvent employé dans les maladies de l'organe utérin. Nous allons en citer quelques exemples.

OBSERVATION X.

Ulcère cancéreux de la surface du col, gonflement et inflammation chronique du corps de la matrice. Guérison après deux mois de traitement méthodique.

Madame B..., née en Angleterre, âgée de trente-huit ans, demeurant rue de Rivoli, eut un enfant à l'âge de vingt-quatre ans, après un travail de cinquante-deux heures, quoique, dit-elle, la sage-femme, puis un accoucheur, l'eussent aidée beaucoup avec leurs mains.

Une hémorrhagie, qui fut suivie de deux syncopes, eut lieu et ne cessa qu'après la sortie complète de l'arrière-faix.

Depuis cet accouchement, les règles se sont montrées à des époques plus rapprochées et quelquefois sous forme de pertes; un écoulement de flueurs blanches leur succédait chaque fois.

Plus tard, la malade éprouva en outre des élancements comparables à des coups de canif dans le fond du bassin; son teint était généralement pâle.

Elle se confia à mes soins le 5 avril 1838.

L'examen manuel et avec le spéculum me fait reconnaître que le col de la matrice est plus volumineux, plus douloureux qu'à l'état ordinaire; ses bords sont épais et comme déchiquetés par l'ulcération qui s'en est emparée.

En outre, des chagrins domestiques, la perte de son mari, et depuis la vie retirée et sédentaire de la malade, de fréquents désirs érotiques entretenus par la lecture des romans et qu'elle cherche à calmer par des moyens illusoires et abusifs; enfin ce qui peut caractériser une affection hystérique se trouve réuni dans les aveux de la malade, aveux d'autant plus pénibles que ses mœurs extérieurs sont plus sévères.

J'engageai madame B... à faire des efforts

sur elle-même pour renoncer à des habitudes qui augmentaient des accidents déjà très-graves.

Un traitement fut prescrit et suivi pendant une quinzaine de jours, au bout desquels la malade, se croyant parfaitement guérie, jugea convenable de le cesser.

Au mois de décembre de la même année, je fus appelé de nouveau.

Madame B... avait alors à supporter en outre le chagrin de la perte d'une partie de sa fortune; sa position, ses habitudes étaient changées; sa santé était altérée au point de la forcer à garder le lit une partie de la journée. Elle choisissait alors, pour ses lectures ordinaires, des sujets en harmonie avec l'état actuel de son âme, c'est-à-dire d'une mélancolie profonde.

Décidée cette fois à suivre exactement et jusqu'au bout le traitement que je jugerais convenable de lui prescrire, madame B...

eut à exécuter les prescriptions suivantes :

1° Nos moyens locaux propres à remédier à la lésion de l'organe utérin sont combinés à notre médication interne ;

2° Antispasmodiques et calmants sous diverses formes ;

3° Régime approprié à l'état des fonctions.

Dès le premier jour du traitement, la nuit est plus calme.

Le quinzième jour, l'amélioration est visible ; le trouble dans les fonctions disparaît successivement.

Le quarantième jour, le col de la matrice a repris en grande partie sa forme naturelle ; les douleurs lancinantes ne se font plus sentir qu'à de longs intervalles. Huit jours plus tard, madame B... me fait observer que l'écoulement leucorrhéique à presque entièrement disparu.

Après deux mois de notre traitement méthodique, le calme de l'esprit est revenu avec celui du corps; madame B... cesse de réclamer mes soins; elle est partie quelques temps après pour Tours, où l'appelaient d'ailleurs des affaires d'intérêt.

Je viens de recevoir (juin 1840) une lettre de madame B...; elle m'informe que les voyages et l'air de la campagne qu'elle respire ont complètement dissipé ses maux de nerfs avec son affection morale. Sa lettre contient l'expression de la reconnaissance la mieux sentie.

OBSERVATION XI.

Affection cancéreuse du col et tuméfaction du corps de la matrice; sensibilité du vagin. Guérison radicale le quarantième jour.

Madame L....., rue des Vertus, n° 2, âgée de trente-quatre ans, domiciliée à Paris depuis dix-huit ans, fut menstruée à treize ans.

Mariée de bonne heure, elle eut trois grossesses heureuses dans leur résultat. Elle eut à supporter beaucoup de chagrins par suite de la conduite déréglée de son mari. C'est de cette époque que datait le dérangement de ses règles qui tantôt retardaient, tantôt se rapprochaient de leur époque. Depuis un an, elle avait des pertes fréquentes.

Avant l'apparition de ces accidents, madame L.... avait beaucoup d'embonpoint, une bonne santé, de l'appétit; mais avec l'origine et les progrès de son mal, ils furent remplacés par de la maigreur, de l'insomnie et un teint pâle bien prononcé.

En l'examinant du côté du vagin, je trouvai le col de la matrice dur, volumineux et lisse à sa surface.

Vue avec le spéculum, la lèvre antérieure du col n'offrait pas la moindre ulcération, mais la lèvre postérieure, très-courte, d'un rouge vif, était comme déchiquetée.

En outre, madame L.... éprouvait un malaise continuel, une oppression des plus pénibles, des étourdissements fréquents et une telle faiblesse musculaire que la plus légère promenade à pied était suivie d'une fatigue excessive. Les garde-robes n'avaient lieu qu'à l'aide de lavements répétés; les douleurs vaginales et utérines étaient des plus violentes. La malade avait des accès de désespoir qui lui faisaient désirer la mort. Ses douleurs, qu'elle appelait *rongeantes*, étaient continues; point de sommeil.

Tel était l'état de madame L.... lorsqu'elle se présenta dans mon cabinet.

Les indications sont déduites de l'état du col en partie ulcéré, en partie tuberculeux.

1° Traitement local;

2° Médication interne appropriée.

Le deuxième jour du traitement, la nuit est plus calme.

Les jours suivants, même prescription, même traitement.

Le dix-septième jour, les douleurs vaginales sont anéanties, les douleurs utérines ont diminué d'intensité; elles ont pris, dit la malade, une forme nouvelle dont elle ne peut donner une idée exacte.

Le vingt-sixième jour, les fonctions reprennent leur état normal; le sommeil est revenu.

Le traitement est continué avec une scrupuleuse exactitude; la résolution du col utérin fait des progrès.

Le trente-cinquième jour, les dentelures sont effacées, le col de la matrice a repris sa forme naturelle; calme parfait, sommeil, retour de l'appétit; la surface de l'ulcération est lisse.

Le quarantième jour, madame L.... cesse de réclamer mes secours et va dîner en ville; une légère teinte vermeille colore ses joues. Santé.

A dater de ce jour, le traitement local est

supprimé, le traitement général devant seul être encore suivi pendant quelques temps.

TROISIÈME PARTIE.

MALADIES DE LA PEAU RÉPUTÉES CANCÉREUSES.

CHAPITRE V.

L'ulcère cancéreux de la peau attaque le plus souvent la face et siége principalement sur les ailes du nez; il commence ordinairement par un bouton noir ou par une pustule d'un rouge obscur qu'on irrite et qui dégénère. Dans certains cas, ce bouton, écrasé dans une chute, ou gratté, écorché, saigne, se recouvre de croûtes qui se dessèchent bientôt pour retomber. Dans les trois observations qui suivent, l'affection n'a pas eu d'autre marche, abstraction faite de la lenteur ou de la rapidité.

Cette affection, décrite dans les auteurs, est jugée incurable bien à tort, car plusieurs cas très-graves, sur des personnes que nous avons traitées dans la maison de santé de Chaillot, à laquelle nous sommes attaché en qualité de médecin, ont été complètement guéris. Comme ces cas ne diffèrent que par leur siége ou quelques circonstances peu importantes, il me suffira d'en rapporter ici, avec quelques détails, trois observations pour prouver les faits que je viens d'énoncer.

Ce que j'ai dit dans le premier chapitre, concernant le traitement de l'ulcère cancéreux du sein, compliqué d'intumescence, est, en toutes choses, applicable à la marche et au traitement des ulcères de la peau réputés cancéreux. Leur cicatrisation s'opère en plus ou moins de temps.

OBSERVATION XII.

Ulcère cancéreux de la joue.

Madame L...., demeurant rue Tiquetonne, n. 11, âgée de soixante-sept ans, vint me consulter, le 5 mai, pour une ulcération de mauvaise nature qu'elle porte à la joue droite, au niveau de la pommette. Cette affection avait, dit la malade, commencé par un petit bouton qu'elle avait écorché et gratté plusieurs fois, de telle sorte qu'au bout d'un an environ, l'ulcère qui en était la suite avait atteint la largeur d'une pièce de trente sous.

Un médecin consulté appliqua d'abord la pâte de Dupuytren, à trois ou quatre reprises; le mal ne parut nullement se borner. C'est dans ces circonstances que madame L.... vint réclamer nos soins.

Elle se soumet au nouveau mode de traitement dans notre maison de santé. Surviennent un peu de tuméfaction et de la rougeur qui disparaissent après quatre ou cinq jours. Le 16 mai, l'ulcération présente un bon aspect.

Continuation du traitement jusqu'au 20 juin; l'ulcère est stationnaire. Du 20 au 30, diminution de la surface ulcérée. Le 8 juillet, la cicatrisation est parfaite. Madame L.... quitte la maison de santé.

OBSERVATION XIII.

Ulcère chancreux du nez.

Madame Vevey, rentière, rue de la Bienfaisance, nº 2, âgée de cinquante-neuf ans, me fut envoyée par un de mes confrères, le docteur Brioux (d'Angers), dans le courant du mois de juin 1837. Elle avait au bout du nez un petit bouton qui, il y a environ dix ans, vers le temps critique, s'écorcha à force d'être gratté, et, après avoir suivi les périodes ordinaires de la maladie, se transforma en une ulcération, qui, au mois de juin 1837, a la largeur environ d'une pièce de quinze sous et est situé sur le côté gauche du nez.

Le doigt introduit dans la narine fait reconnaître que l'ulcère est peu profond. Le 17 juin, pansement d'après nos indications qui détermine une légère rougeur érysipélateuse autour de l'ulcère, laquelle cède à l'emploi de quelques onctions et d'autres moyens appropriés. Continuation du traitement pendant six semaines; la malade se trouve guérie vers la fin du mois de juillet. Cette guérison, qui s'est faite assez rapidement, se maintient, comme nous l'avons constaté en revoyant plusieurs fois depuis cette personne à notre consultation.

OBSERVATION XIV.

Cancer de la joue gauche et de la paupière inférieure, datant de huit ans. Opération par l'instrument tranchant; récidive. Plusieurs cautérisations; insuccès. Pansement méthodique; guérison en six semaines, obtenue depuis plus d'un an.

Dans le courant de juillet 1841, je fus appelé rue du Rendez-Vous, n° 16, à Saint-Mandé, chez M. le colonel Dhouin, pour donner mes soins à son parent, M. Joseph de V..., demeurant chez lui.

M. de V..., âgé de cinquante-deux ans, ayant constamment joui d'une très-bonne santé, vit apparaître, il y a huit ans, et sans cause connue, au dessous de la paupière inférieure de l'œil gauche, un petit bouton qu'il écorcha à différentes reprises. L'ulcération s'agrandit peu à peu et envahit la paupière inférieure. Opéré d'abord par M. Roux, chirurgien de l'Hôtel-Dieu, et à l'aide de l'instrument tranchant, le mal récidiva bientôt après. Deux ans plus tard, à la cinquième année de la maladie, plusieurs applications d'un caustique liquide furent faites; la cicatrisation n'arriva pas davantage. Le mal n'ayant ainsi fait que s'exaspérer sous l'influence des divers traitements employés, M. de V... éprouvait les plus vives inquiétudes de son état.

Lorsque je vis ce malade pour la première fois, je pus constater l'existence d'une ulcération tuberculeuse, à bords renversés et saignants, affectant la paupière inférieure et la joue gauche dans l'étendue de deux centimètres et demi. Le moindre attouchement était très-douloureux et suivi d'écoulement de sang.

Malgré ces antécédents peu favorables pour le malade, je recouvris soigneusement toute l'étendue des tissus dégénérés avec notre topique anti-cancéreux; quelques jours après, l'ulcère fournit une couche de pus concret qui donna un aspect blafard à l'altération. Je continuai le pansement avec un linge enduit de cérat composé; j'obtins alors une plaie simple, recouverte, dans toute son étendue, de bourgeons vermeils, et qui fut pansée à plat. Un mois après la première application du topique anti-cancéreux, la cicatrisation était en grande partie formée, la plaie se rétrécit et la guérison fut complète au bout de six semaines. Depuis un an, il n'y a eu aucune récidive, et M. de V... jouit aujourd'hui d'une excellente santé. M. le docteur Lasserre, médecin à la Villette, a été témoin de cette guérison remarquable.

OBSERVATION XV.

Ulcération de mauvaise nature.

M. Hardy, logeur, rue Geoffroy-l'Angevin, portait, depuis huit mois, une ulcération de mauvaise nature sur le milieu de la lèvre supérieure. Sa grandeur égalait celle d'une pièce de un franc. Il se présenta à la consultation de l'hôpital Saint-Louis. On lui conseilla un traitement qui exaspéra la maladie, et toute la lèvre fut bientôt ulcérée. Ayant entendu parler de notre méthode, il s'y soumit, et en moins d'un mois la cicatrisation fut complète et à peine visible. Depuis ce temps M. Hardy jouit de la meilleure santé.

QUATRIÈME PARTIE.

AFFECTIONS CUTANÉES REBELLES.

-o◎o-

CHAPITRE VI.

Dartres.

L'observation et la pratique démontrent journellement ce que j'avance, à savoir, que si la guérison des maladies cancéreuses, de même que celle des scrofules, des ulcères et des dartres, offre de grandes difficultés, c'est à l'insuffisance des moyens employés pour les combattre qu'il faut attribuer leur insuccès. Il était urgent qu'il s'opérât une révolution dans cette branche de l'art de guérir. C'est par un traitement rationnel et basé sur de nouveaux principes que nous combattons victorieusement les affections de cette nature les plus rebelles. Cette méthode consiste dans l'application directe d'agents thérapeutiques qui déterminent sur la partie malade une modification propre à amener une guérison radicale. Combinée avec une médication interne convenablement dirigée, cette nouvelle méthode de traitement a sur les autres une supériorité constatée par de nombreux succès.

OBSERVATION XVI.

M. Millien, demeurant à Chaillot, Grande-Rue, n° 75, était atteint, depuis sa naissance, d'une dartre rongeante qui donnait à sa figure un aspect repoussant. Outre les symptômes extérieurs qui inspiraient autant la pitié que la crainte de la contagion, le malade éprouvait de temps en temps des douleurs quelquefois poignantes.

En proie à ces tortures physiques et morales, M. Millien consulta plusieurs médecins; dans le nombre il y en eut qui déclarèrent que le mal étant de naissance, il n'y avait aucun espoir de guérison; les autres épuisèrent tous les genres de médications variées que leur offrait la médecine, mais ce fut toujours en vain. Dans cette position désespérante, le malade ayant entendu parler de notre nouveau traitement, vint réclamer nos soins au mois de janvier 1838. Les boissons et topiques convenables lui furent prescrits, et dans un espace de temps assez court, M. Millien était guéri.

OBSERVATION XVII.

Dartre squammeuse humide.

Louise Rey, domestique, âgée de trente-deux ans, portait, depuis neuf ans, des dartres squammeuses aux mains et aux bras, affection pour laquelle elle avait été traitée sans succès pendant plusieurs années. Réputée incurable par plusieurs médecins et abandonnée comme telle, elle vint encore nous consulter. Louise Rey suivit notre traitement qui détermina sur toute la surface malade une excitation générale, à la suite de laquelle la guérison eut lieu avec desquammation. Louise Rey rentra en service; elle y est depuis plusieurs années avec une santé parfaite.

OBSERVATION XVIII.

Madame L..., rue du Petit-Lion, n° 9. Depuis près de six ans, la malade éprouvait des douleurs terribles dans presque toutes les parties du corps; elle se trouvait torturée des nuits entières par des souffrances qu'elle ne peut définir.

Depuis deux ans, sa figure était couverte

d'un nombre infini de petites pustules rougeâtres, qui avaient donné à sa physionomie un aspect tellement désagréable, que la malade s'était depuis longtemps condamnée à rester chez elle.

Les souffrances et le désespoir de se voir ainsi défigurée lui firent prendre la résolution d'épuiser tout ce que la médecine peut avoir de rigoureux et de rebutant. Elle se rendit à cet effet à l'hôpital Saint-Louis, où elle resta onze mois en trois fois. Les médecins qui la traitèrent s'étaient flattés de la guérir; tous leurs efforts cependant furent inutiles, et au lieu de détruire le mal ils ne firent que l'exaspérer.

Ayant entendu parler de nos cures, madame L... vint enfin nous donner sa confiance, et en peu de temps notre mode de traitement l'a complètement guérie.

OBSERVATION XIX.

Teigne invétérée.

M. Vautier Louis, âgé de vingt-deux ans, rue du Faubourg-Saint-Martin, n° 227.

Depuis dix années, il fut affecté de la teigne; ayant fait en vain usage du remède des frères Mahon, rien ne put lui détruire cette affreuse maladie. Le 19 avril, il vint se confier à nos soins; nous lui avons administré simultanément notre traitement interne et externe, et après deux mois environ, le malade a été complètement guéri.

OBSERVATION XX.

Gale invétérée.

Une domestique d'auberge à la Villette, Marianne Perrot, âgée de trente ans, avait une gale fortement prononcée aux mains, aux avant-bras et aux pieds. Cette affection durait depuis longtemps et avait résisté à divers traitements employés. La malade vint me consulter. Elle fit usage d'un topique composé d'après ma formule et qu'elle étendit sur ses boutons de gale; elle subit en outre un traitement interne. Les boutons galeux s'écaillèrent bientôt et la malade fut guérie en moins d'un mois.

OBSERVATION XXI.

Couperose.

Mademoiselle Pauline Courgibet, ouvrière employée dans une manufacture de savon, demeurant rue de Flandres, n° 105, à la Villette, âgée de trente ans, avait depuis dix ans ce que les gens du monde appellent *couperose*. Toute la figure était enflammée, et çà et là on voyait se développer quelques petites pustules dont les élevures et la rougeur très-vive donnaient à la physionomie un aspect désagréable.

Mademoiselle Pauline, que cette affection retenait souvent confinée chez elle, et excitée d'ailleurs par sa mère et ses amies à venir nous consulter, se présenta à cet effet dans notre cabinet, au mois d'avril 1838, et en moins d'un mois nous eûmes la satisfaction de la voir guérie.

OBSERVATION XXII.

Dartres. — Épilepsie.

Madame D..., rue de Bercy, âgée de trente ans, portait depuis deux ans, au bras gauche, une dartre écailleuse humide. Un grand nombre de médications avait été mis en usage; le mal n'avait fait que s'accroître et s'était répandu presque sur toutes les parties du corps. Les bains de vapeur, les bains alcalins, les préparations mercurielles avaient modifié très-lentement et très-peu la maladie, sans procurer aucune guérison solide ni décisive.

Une commère conseilla des lotions qui, vraisemblablement, étaient une préparation de plomb; les dartres disparurent, mais une épilepsie les remplaça. C'est alors que je fus appelé.

La malade avait régulièrement deux attaques d'épilepsie par jour; dans l'intervalle, d'assez violentes migraines. Je crus convenable de rappeler l'éruption dartreuse, et, pour ce, j'ordonnai un vomitif et quelques sudorifiques; les dartres reparurent sur plusieurs points du corps. Je prescrivis alors un traitement combiné de manière à diminuer la violence et la fréquence des attaques d'épilepsie et à faire disparaître méthodiquement et sans secousse violente la maladie invétérée de la peau.

Ce double traitement fut mis en usage pendant quatre mois; les dartres disparurent peu à peu, sans inconvénient, et, au bout de ce temps, les attaques d'épilepsie avaient cessé et le corps était dans un état de netteté parfaite. Au bout de plus d'un an la santé de cette dame ne s'est en aucune manière démentie.

OBSERVATION XXIII.

Tumeur ayant son siége au mollet de la jambe gauche, existant depuis plusieurs années sur madame Orey, concierge, rue du Petit-Bourbon-Saint-Sulpice, n° 14. Guérison après deux mois de traitement (mars 1837).

OBSERVATION XXIV.

Madame B..., marchande de modes, rue Dauphine, n° 20, atteinte d'un prurigo durant depuis sept ans. Guérison au bout de six semaines de notre traitement efficace.

OBSERVATION XXV.

Tumeur occupant le creux du jarret de la jambe gauche; tumeur blanche de l'articulation de la hanche du même côté.

M. Schn..., ancien officier de la chambre du roi Charles X, demeurant rue des Juifs, n° 11, au Marais, âgé de cinquante-quatre ans, d'une haute stature et d'une forte constitution, était depuis plusieurs années atteint d'une tumeur occupant le creux du jarret de la jambe gauche, et dont les progrès très-rapides avaient rendu la marche des plus pénibles.

En 1841 se développèrent les symptômes d'un rhumatisme articulaire chronique ayant son siége à l'articulation de la hanche du même côté; ainsi : douleur sourde et profonde, rétraction des muscles fléchisseurs de la jambe, position au lit continuellement sur le dos, plusieurs abcès avaient été ouverts aux parties externes et internes de la cuisse.

C'est dans cet état que M. Schn... reçut successivement les soins de M. le baron Thévenot de Sainte-Blaise et des docteurs Lecourt et Masson.

Enfin, le malade ayant entendu parler de nos moyens spéciaux de traitement, me fait appeler auprès de son lit.

Examiné avec soin, je constate d'abord l'existence de la tumeur bosselée occupant le pli du jarret, cette tumeur a le volume d'un œuf de poule; l'articulation de la hanche est toujours le siége de douleurs vives, intermittentes, réveillées par le moindre mouvement que veut faire le malade pour changer de position dans son lit; deux ouvertures fistuleuses se remarquent aux parties internes et externes de cette articulation. M. Schn... a considérablement maigri par six mois de douleurs, de séjour au lit et de traitements infructueux; il est dans un état déplorable de marasme et atteint d'une mélancolie profonde.

Je commençai par employer quelques révulsifs au pourtour de l'articulation coxo-fémorale. J'appliquai sur les ouvertures fistuleuses des gâteaux de charpie imbibés d'une solution médicamenteuse. Moyens généraux et traitement interne approprié. Sur la tumeur occupant le creux du jarret, je pratiquai moi-même des onctions médicamenteuses à l'aide d'une pommade résolutive dont j'indique ici la formule :

Pommade oxigénée, 30 gram.; deuto-nitrate acide d'hydrargire, 8 gram. M. S. A.

Deux mois après ma première visite, M. Schn... était rétabli. Trois mois plus tard, je recevais de ce monsieur la lettre suivante :

Mon cher docteur,

« Je dois vous avouer aujourd'hui que, sous l'impression des mauvais résultats de tous les traitements auxquels j'avais été soumis antérieurement au vôtre, je n'espérais tout au plus qu'à quelque soulagement quand je vous ai appelé auprès de moi. Aujourd'hui que, grâce à vos conseils et à vos soins, je suis revenu à la santé, que je fais tous les jours plus d'une lieue à pied, et n'ayant qu'une canne de chaque main pour appui, que mes douleurs ont disparu, que l'embonpoint m'est revenu avec l'exercice, j'éprouve le besoin de vous dire combien je vous suis reconnaissant; recevez donc cette lettre, etc.

SCHN...
11, rue des Juifs.

Paris, le 10 juin 1842.

OBSERVATION XXVI.

Ulcère réputé incurable.

M. V..., statuaire, rue Saint-Dominique-Saint-Germain, n° 24, atteint d'un ulcère siégeant sur la jambe droite, ayant consulté beaucoup de médecins, l'un deux lui avait donné pour dernier conseil de ne pas même chercher à se guérir. Cependant, connaissant un cas de nos guérisons, il voulut encore essayer de notre mode de traitement. Lorsqu'il l'a commencé, il ne pouvait, disait-il, faire un quart de lieue sans souffrir considérablement; la nuit surtout, des démangeaisons étaient pour lui un cruel tourment. Aujourd'hui (mars 1838) sa jambe est parfaitement guérie. Il dit qu'il ferait dix lieues à pied.

Nous pourrions ajouter encore ici quelques autres citations, mais l'espace ne nous permet pas de le faire; d'un autre côté, il est des cas de guérison que certaines convenances ne nous autorisent pas à livrer à la publicité.

CINQUIÈME PARTIE.

TRAITEMENT DES AFFECTIONS SCROFULEUSES, DES TUMEURS BLANCHES ET DES MALADIES LYMPHATIQUES.

-o◎o-

CHAPITRE VII.

Les maladies dont nous allons nous occuper dans cette cinquième partie de notre ouvrage ont plus d'un point de ressemblance avec les précédentes.

Les scrofules (vulgairement appelées *écrouelles, humeurs froides*) consistent en un état morbide général ou constitutionnel, dans lequel les glandes et les vaisseaux lymphatiques, ainsi que les fluides qui les pénètrent, sont spécialement affectés.

Les causes de scrofules sont congénitales ou acquises.

On ne met pas en doute que cette affection ne soit souvent le résultat d'une disposition héréditaire, d'un tempérament lymphatique très-prononcé.

L'affection scrofuleuse n'est quelquefois aussi que la transformation ou la dégénérescence du virus syphilitique.

On peut encore attribuer à de nombreuses influences extérieures le développement des scrofules. L'habitation des lieux bas, humides, froids.

Les grandes villes, celles où la population est entassée, offrent surtout un grand nombre de scrofuleux. La viciation d'un air non renouvelé, la privation de la lumière, un allaitement de mauvaise nourriture ou dû à une nourrice elle-même scrofuleuse, impriment à l'organisme des modifications plus ou moins favorables à la production de cette maladie.

La maladie scrofuleuse offre deux ordres de symptômes distincts, des symptômes locaux et des symptômes généraux.

On voit sur le trajet des ganglions et des vaisseaux lymphatiques, le plus ordinairement autour du cou, quelquefois aux aisselles et aux aines, des tumeurs mobiles sous la peau, qui restent souvent indolentes pendant des mois et des années, puis s'accompagnent de chaleur, de rougeur; souvent la fluctuation apparaît, la peau s'amincit, s'ulcère et donne issue à un liquide purulent. Cette suppuration plus ou moins abondante dure quelquefois des mois, des années entières. Les bords de l'ulcère sont violacés, et plus tard, lorsqu'ils se cicatrisent, présentent des traces de la maladie.

Les symptômes généraux des scrofules, sont un tempérament éminemment lymphatique, qui a pour traits distinctifs une peau fine et blanche, de grosses lèvres, un cou allongé, une poitrine étroite, un teint quelquefois rosé, la bouffissure du visage, parfois un teint blafard, terreux, des engelures aux pieds et aux mains.

De plus, d'autres lésions peuvent survenir dans d'autres appareils d'organes. Ainsi, la peau est souvent le siége de rougeurs, d'éruptions dartreuses et d'ulcérations diverses. L'ophtalmie scrofuleuse est très-fréquente, et quelquefois les articulations se gonflent, se déforment, et donnent naissance à des déviations de la taille, à des maladies de la hanche et du genou, à des tumeurs blanches, jusqu'alors si difficiles à guérir, et sur lesquelles la combinaison de nos moyens de traitement a produit cependant des effets extraordinairement avantageux.

L'inflammation du poumon chez les scrofuleux donne souvent lieu à l'invasion rapide de la phthysie (pulmonie) de deux manières différentes. Tantôt elle se glisse dans l'économie d'une manière si lente et si insidieuse, que les symptômes pulmonaires ne sont que secondaires ; car ils ne se déclarent qu'après que toute l'économie a été infectée par la diathèse scrofuleuse. Dans d'autres cas, au contraire, c'est sur les poumons que se jette en premier lieu l'inflammation écrouelleuse ; par exemple, à l'occasion d'un rhume ; et c'est dans ces circonstances que nous avons pu apprécier toutes les vertus de notre médication. Ainsi, dernièrement nous avons eu à traiter un jeune homme d'apparence scrofuleuse, atteint d'une toux et d'autres caractères qui avaient fait diagnostiquer par plusieurs médecins une consomption pulmonaire, et qui n'a dû sa guérison qu'en ayant recours à notre puissante méthode thérapeutique.

Traitement : L'hygiène et la matière médicale se réunissent pour fournir à la médecine les moyens de traitement que réclament les affections scrofuleuses.

L'hygiène mise par nous en usage n'offre rien de particulier ; c'est celle sur laquelle tous les médecins sont d'accord dans cette triste maladie : nous prescrivons un régime, des vêtements et un exercice approprié.

Quant aux médicaments, le résultat d'une pratique de plusieurs années nous a fait préférer ceux dont nous avons pu étudier avec soin le mode d'action, et dont nous avons reconnu l'heureuse influence.

Les médicaments dont l'administration a toujours été, entre nos mains, suivie de succès, sont : 1° la solution anti-scrofuleuse que nous faisons prendre tous les jours, par cuillerée à bouche, et dont nous modifions la préparation suivant l'âge, la sensibilité, et l'effet observé ; 2° l'eau anti-scrofuleuse pour panser les ulcères ; 3° des frictions, des bains d'une nature spéciale, etc., sont administrés avec le plus grand succès.

Par nos moyens divers combinés, nous

avons eu la satisfaction de voir les tumeurs du cou s'effacer; les maladies dépendantes d'une altération de la circulation des fluides blancs, tels que les engorgements viscéraux, glanduleux et articulaires, les tumeurs blanches, les caries et toutes les maladies lymphatiques, disparaître assez rapidement.

Chez plusieurs sujets affectés de ces maladies, la respiration est devenue plus facile, le ventre plus souple et plus libre, la digestion plus active, le teint à pris de la fermeté, les chairs ont acquis plus de consistance, les muscles plus de force; bref, le tempérament scrofuleux a fait place au tempérament sanguin.

En dernier lieu, je crois devoir prévenir les parents et les malades que je regarde comme dangereuse et contraire aux préceptes de l'art l'application si commune des sangsues sur les glandes scrofuleuses, et comme plus dangereuse encore l'incision de ces glandes par l'instrument tranchant.

9

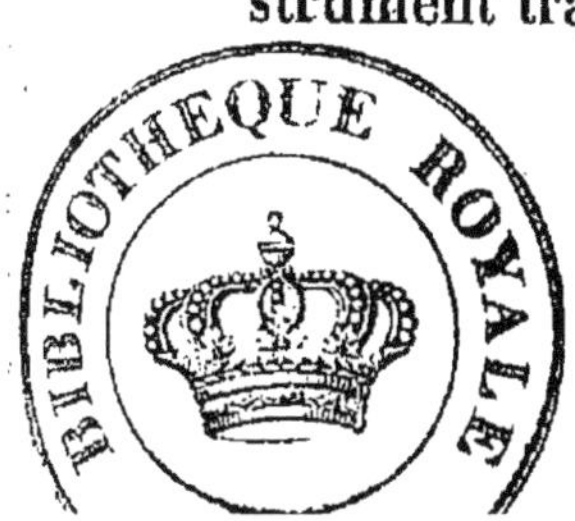

OBSERVATION XXVII.

Le fils de M. L....., marchand de laines, demeurant rue de Paradis, faubourg Poissonnière, âgé de douze ans. La première enfance de ce jeune malade a été tourmentée par plusieurs maladies qui ont mis sa vie chaque fois en danger, et il a eu les yeux malades pendant deux ans et demi.

A six ans avait eu lieu l'invasion de tubercules scrofuleux d'abord au côté droit, trois mois plus tard, au côté gauche du cou; ces tumeurs avaient fait encore des progrès plus rapides après l'application d'un certain nombre de sangsues; quelque temps après, ces tumeurs s'étaient ulcérées à plusieurs jours de distance; ces ulcères avaient suppuré abondamment chaque année, puis avaient disparu pour revenir l'année suivante.

Depuis l'âge de quatre ans, les soins les plus minutieux lui avaient été prodigués par les docteurs Alibert et Périchon , sans aucune amélioration pour sa santé. A dix ans, à la suite d'une chute sur la main, eut lieu le gonflement de la première phalange du doigt médius de la main gauche.

Voici l'état dans lequel se trouvait cet enfant lorsque son père, soutenu par une dernière espérance que lui avait inspiré le récit de sa domestique, guérie par moi d'une squammeuse humide, et dont nous avons cité plus haut l'observation, se présenta avec lui dans mon cabinet, il y a environ deux ans.

Une tumeur tuberculeuse, du volume d'un œuf de poule, existait à l'angle de la mâchoire, au côté gauche du cou; de l'autre côté existait également une tumeur déjà ulcérée, mais moins volumineuse, donnant lieu à une suppuration qui nécessitait deux pansements par jour. Le gonflement du cou qui en résultait empêchait l'écartement des mâchoires, de sorte que le jeune malade ne pouvait avaler que des aliments liquides, et qu'il éprouvait une gêne locale inexprimable qui l'empêchait même de dormir. Le doigt médius de la main gauche était rouge, livide, et présentait deux orifices fistuleux donnant lieu à une suppuration.

Dans le premier mois du traitement, la maladie prit une marche rapide vers la cicatrisation des ulcères et la fonte des tumeurs sous-jacentes. Tout le côté gauche du visage était dégagé; le mouvement des mâchoires et, par suite, la mastication étaient recouvrés; la peau avait un bien meilleur aspect.

Au bout de deux mois de traitement méthodique, les ulcères étaient à peu près cicatrisés; il n'en restait plus qu'un de la largeur d'un demi-franc au côté gauche du cou.

Le doigt malade avait également subi le bienfait du traitement; il était diminué de volume et les fistules étaient cicatrisées.

Dans le commencement du quatrième mois,

les cicatrices du cou, de rouges qu'elles étaient d'abord, étaient devenues blanches et peu saillantes; les tumeurs avaient complètement disparu. Le fils de M. L... était guéri et dans le meilleur état de santé possible.

Depuis deux ans que les cicatrices sont formées, les ulcères ne se sont point rouverts; nous avons vu le jeune malade un grand nombre de fois; les cicatrices qu'il porte sont blanches, linéaires, et il ne s'y est jamais depuis formé de croûtes.

OBSERVATION XXVIII.

Mademoiselle Caroline B..., âgée de quinze ans, a eu une sœur morte à l'âge de deux ans, de tubercules abdominaux. Mademoiselle B..... présentait, de chaque côté du cou, des tubercules scrofuleux, qui se tuméfiaient et s'ulcéraient chaque année au printemps; la peau était profondément altérée. Pour obtenir sa guérison on avait, par ordonnance de plusieurs médecins successivement consultés, essayé divers traitements; mais ces traitements étaient restés sans succès. Les parents désespérés voyaient la maladie de leur fille résister et nullement s'amender. Ils la conduisirent aux eaux de Baréges, aux bains de mer à Dieppe; point d'amélioration dans son état.

Accompagné de sa fille, le père vint nous la présenter dans la position que nous avons décrite plus haut, et une explication nous suffit pour le décider à soumettre sa fille à notre nouvelle méthode de traitement. Il nous a fallu plus d'une année entière pour obtenir une guérison complète. Malgré les difficultés que cette maladie nous a offertes, nous pouvons constater un succès de plus, car depuis plus d'un an rien n'a reparu. Dernièrement encore nous avons reçu du père une lettre de remercîments des plus flatteuses ; cette cure nous a été en tout point très-avantageuse.

OBSERVATION XXIX.

Le nommé Baptiste, blanchisseur à Clichy-la-Garenne, près Paris, avait depuis quatre ans un ulcère scrofuleux au visage ; les glandes du cou étaient devenues aussi grosses que des œufs de poule; la joue présentait un ulcère de trois pouces de large et la moitié du nez était rongée. Il avait été traité d'abord par les mercuriaux, la ciguë et autres remèdes de toutes sortes. Il me fut adressé par mon honorable confrère, M. Bellencontre. Je prescrivis mes moyens anti-scrofuleux internes et les topiques appropriés à cette maladie. L'écoulement de sang cessa de suite, la suppuration se tarit, les glandes revinrent à leur état normal et la guérison ne tarda pas à s'achever.

OBSERVATION XXX.

Viot fils, restaurateur, rue Marie-Stuart, âgé de vingt-cinq ans, avait à la cheville du pied droit un ulcère qui s'était formé de lui-même, qui pénétrait jusqu'aux os et suppurait continuellement.

On humecta avec de l'eau anti-scrofuleuse de la charpie que l'on mit dans la plaie et que l'on renouvela plusieurs fois par jour. La maladie fut guérie en quarante jours.

OBSERVATION XXXI.

Tumeur blanche ulcérée.

Madame veuve G..., lingère, avait au dessous des tubérosités du tibia une carie qui suppurait continuellement et était accompagnée d'une tumeur blanche du genou. L'affection datait de deux années; la malade était amaigrie et dans un état de marasme; elle avait déjà été traitée par beaucoup de médecins. Elle nous appela auprès d'elle, notre traitement fut mis en usage pendant deux mois. Le gonflement cessa et les parties malades s'éliminèrent. Cette dame étant guérie, et ayant recouvré sa fraîcheur et sa santé, s'est mariée quelques temps après.

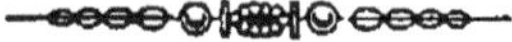

CONCLUSION.

-o◎o-

Nous terminons là ce que nous avions à dire sur les maladies chroniques qui font l'objet de notre spécialité. De plus longues considérations ne deviendraient ni plus instructives ni plus intéressantes.

Nous remercions publiquement les personnes qui nous ont permis de les citer dans cette brochure, ce que, du reste, nous n'avons fait que dans l'intérêt de la vérité et de l'humanité.

Nous engageons les malades à méditer notre ouvrage, et, s'ils le peuvent, à venir se confier à nos soins. Nous avons une maison de santé située à Chaillot, Grande-Rue, n° 56, parfaitement disposée, où chaque malade qui y est logé reçoit journellement nos soins. Déjà un grand nombre de personnes de la province, d'étrangers malades, sont repartis guéris après avoir seulement passé quelques mois confiés à nos soins, pour des affections qui avaient plusieurs années d'existence et contre lesquelles ils avaient tout tenté.

FIN.

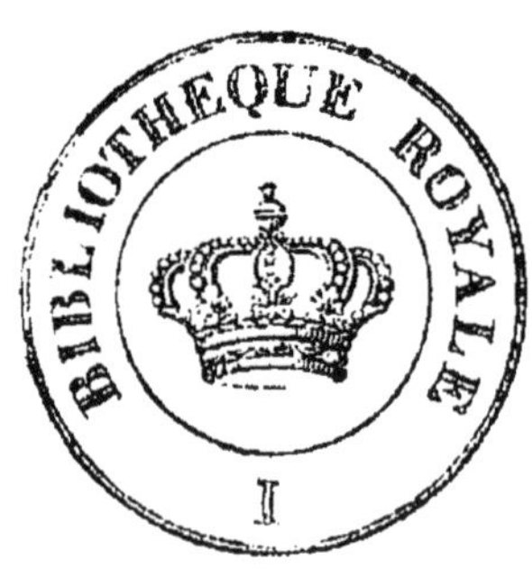

TABLE

DES MATIÈRES CONTENUES DANS CE VOLUME.

-o◎o-

Pages.

INTRODUCTION. 1

PREMIÈRE PARTIE. — Traitement des affections cancéreuses. 19

CHAPITRE Ier. — Squirre et cancer du sein. . *id.*

Observation I. — Tumeur squirreuse au sein. Guérison radicale après six mois de traitement méthodique. 24

Observation II. — Cancer du sein durant depuis dix-huit mois. Guérison radicale après six semaines de traitement 29

Observation III. — Cancer ulcéré du sein droit. Guérison radicale après deux mois de traitement. 32

Observation IV. — Deux engorgements des seins, dont l'un existant depuis sept années et contre lequel plusieurs chirurgiens avaient proposé l'opération par l'instrument tranchant. Guérison datant de deux années. . . 34

Pages.

Observation V. — Cancer ulcéré du sein gauche. Guérison datant de deux années. . . 36
Observation VI. — Tumeur squirreuse du sein. Guérison en deux mois et demi de traitement et datant de trois années 38
Observation VII. — Tumeur cancéreuse ulcérée au sein droit; teint cachectique de la malade. Guérison après deux mois et demi de traitement, datant de dix-huit mois. . . 39
Deuxième partie. — Maladies des parties externes de la génération. 42
Chapitre II. . . . . *id.*
Chapitre III. — Maladies du vagin.. . . . 43
Observation VIII. — Excroissances et dégénérescences à la membrane muqueuse du vagin; flueurs blanches abondantes; sensibilité extrême. Guérison radicale le quarantième jour . . . . *id.*
Observation IX. — Rougeur érysipélateuse de la membrane muqueuse vaginale, sensibilité extrême. Guérison radicale le neuvième jour. 47
Observation IX. — Tumeur au col de la matrice, flueurs blanches abondantes, sensibilité, douleurs de l'orifice du vagin, pertes au lieu de règles, état valétudinaire. Guérison radicale le trente-cinquième jour. 51
Chapitre IV. — Maladies du col et du corps de la matrice. 56
Observation X. — Ulcère cancéreux de la sur-

Pages.

face du col, gonflement et inflammation chronique du corps de la matrice. Guérison après deux mois de traitement méthodique.. . . 58

Observation XI. — Affection cancéreuse du col et tuméfaction du corps de la matrice; sensibilité du vagin. Guérison radicale le quarantième jour 62

TROISIÈME PARTIE. — Maladies de la peau réputées cancéreuses. 67

CHAPITRE V. . . . . *id.*

Observation XII. — Ulcère cancéreux de la joue. 69

Observation XIII. — Ulcère chancreux du nez. 70

Observation XIV. — Cancer de la joue gauche et de la paupière inférieure, datant de huit ans. Opération par l'instrument tranchant; récidive. Plusieurs cautérisations; insuccès. Pansement méthodique; guérison en six semaines, obtenue depuis plus d'un an.. . . 72

Observation XV. — Ulcération de mauvaise nature. 74

QUATRIÈME PARTIE. — Affections cutanées rebelles 76

CHAPITRE VI. — Dartres. . . . . *id.*

Observation XVI 77

Observation XVII. — Dartre squammeuse humide 78

Observation XVIII. 79

Observation XIX. — Teigne invétérée. . . . 81

Pages.

Observation XX. — Gale invétérée. 81
Observation XXI. — Couperose. 82
Observation XXII. — Dartres. — Epilepsie. . 83
Observation XXIII. 85
Observation XXIV. . . . . *id.*
Observation XXV. — Tumeur occupant le creux du jarret de la jambe gauche ; tumeur blanche de l'articulation de la hanche du même côté. 86
Observation XXVI. — Ulcère réputé incurable. 89
CINQUIÈME PARTIE. — Traitement des affections scrofuleuses, des tumeurs blanches et des maladies lymphatiques. 91
CHAPITRE VII . . . . *id.*
Observation XXVII. 98
Observation XXVIII.. 101
Observation XXIX. 103
Observation XXX. 104
Observation XXXI. — Tumeur blanche ulcérée. *id.*
CONCLUSION. 107

FIN DE LA TABLE.

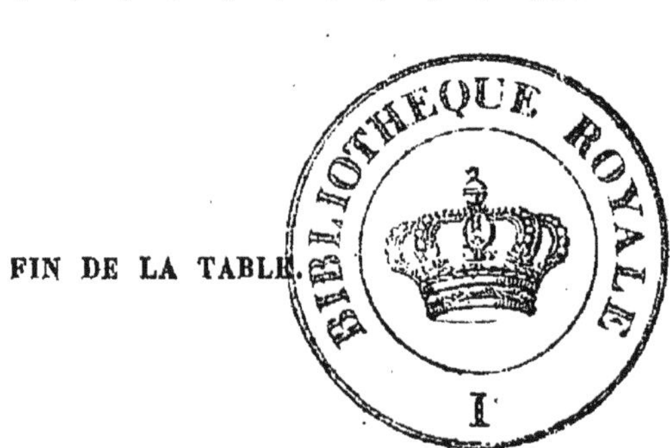

www.ingramcontent.com/pod-product-compliance
Ingram Content Group UK Ltd.
Pitfield, Milton Keynes, MK11 3LW, UK
UKHW020114240726
13926UKWH00011B/1461